NOTICE

SUR L'EAU

SULFATÉE-CALCIQUE, ALCALINE ET LITHINÉE

DE

MARTIGNY-LES-BAINS

près Lamarche (Vosges)

PAR LE

Dr AIMÉ ROBERT

Fondateur et rédacteur en chef de la *Revue d'hydrologie médicale française et étrangère*, ex-président de la Société des sciences naturelles de Strasbourg, membre de plusieurs Sociétés savantes, nationales et étrangères.

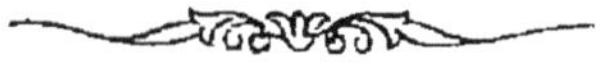

STRASBOURG
TYPOGRAPHIE DE G. SILBERMANN
1869

Te163
1103

Douzième année.

REVUE D'HYDROLOGIE MÉDICALE

FRANÇAISE ET ÉTRANGÈRE.

Directeur-fondateur et rédacteur en chef : Dr AIMÉ ROBERT.

On s'abonne :

A PARIS : chez *F. Savy*, libraire-éditeur, rue Hautefeuille, 24.

A STRASBOURG : chez *Derivaux*, libraire.

Pour l'ALLEMAGNE : chez *Noiriel*, libraire, rue des Serruriers, 27, et *Alexandre*, rue Brûlée, 5.

CONDITIONS DE L'ABONNEMENT : Pour la France et l'Algérie, un an, 10 fr.; pour l'étranger, 12 fr.

La *Revue d'hydrologie* paraît deux fois par mois l'été et une fois par mois l'hiver.

POUR PARAITRE LE 15 MAI :

LA DEUXIÈME ÉDITION DU

GUIDE DU MÉDECIN ET DU TOURISTE

AUX

Bains de la vallée du Rhin, de la Forêt-Noire et des Vosges.

Cette nouvelle édition, considérablement augmentée, contient, pour la France, LA DESCRIPTION DES BAINS DE L'ALSACE, DE LUXEUIL (HAUTE-SAÔNE), DES VOSGES, DE LA MOSELLE, DE LA HAUTE-MARNE; pour l'étranger, LES BAINS DE LA VALLÉE DU RHIN, COMPRENANT LE DUCHÉ DE BADE, LA HESSE, LE DUCHÉ DE NASSAU, UNE PARTIE DU WURTEMBERG, DE LA PRUSSE ET DE LA BAVIÈRE RHÉNANE, ENFIN TOUTES LES STATIONS THERMALES qui se trouvent dans le bassin du Rhin jusqu'à Creuznach. Nous avons fait en outre figurer en dehors du plan de cet ouvrage quelques autres stations de différents pays.

La description exacte de toutes ces stations thermales est accompagnée des analyses les plus récentes des sources décrites dans cet ouvrage; celles des eaux du duché de Bade ont toutes été récemment faites par le célèbre chimiste de Heidelberg, M. le professeur Bunsen; celles du duché de Nassau, par M. le professeur Fresenius, et celles de France, par nos chimistes les plus distingués.

Les indications et les contre-indications de chaque eau sont précisées avec soin, d'après les données scientifiques les plus récentes et d'après les observations les plus consciencieuses.

Cet ouvrage, grand in-12, contenant plus de 600 pages, sort des ateliers de M. Silbermann; c'est assez dire que l'exécution typographique ne laisse rien à désirer.

PRIX : broché 6 fr., relié 6 fr. 75 c.

Cet ouvrage est accompagné d'une carte indiquant toutes les stations qui s'y trouvent mentionnées.

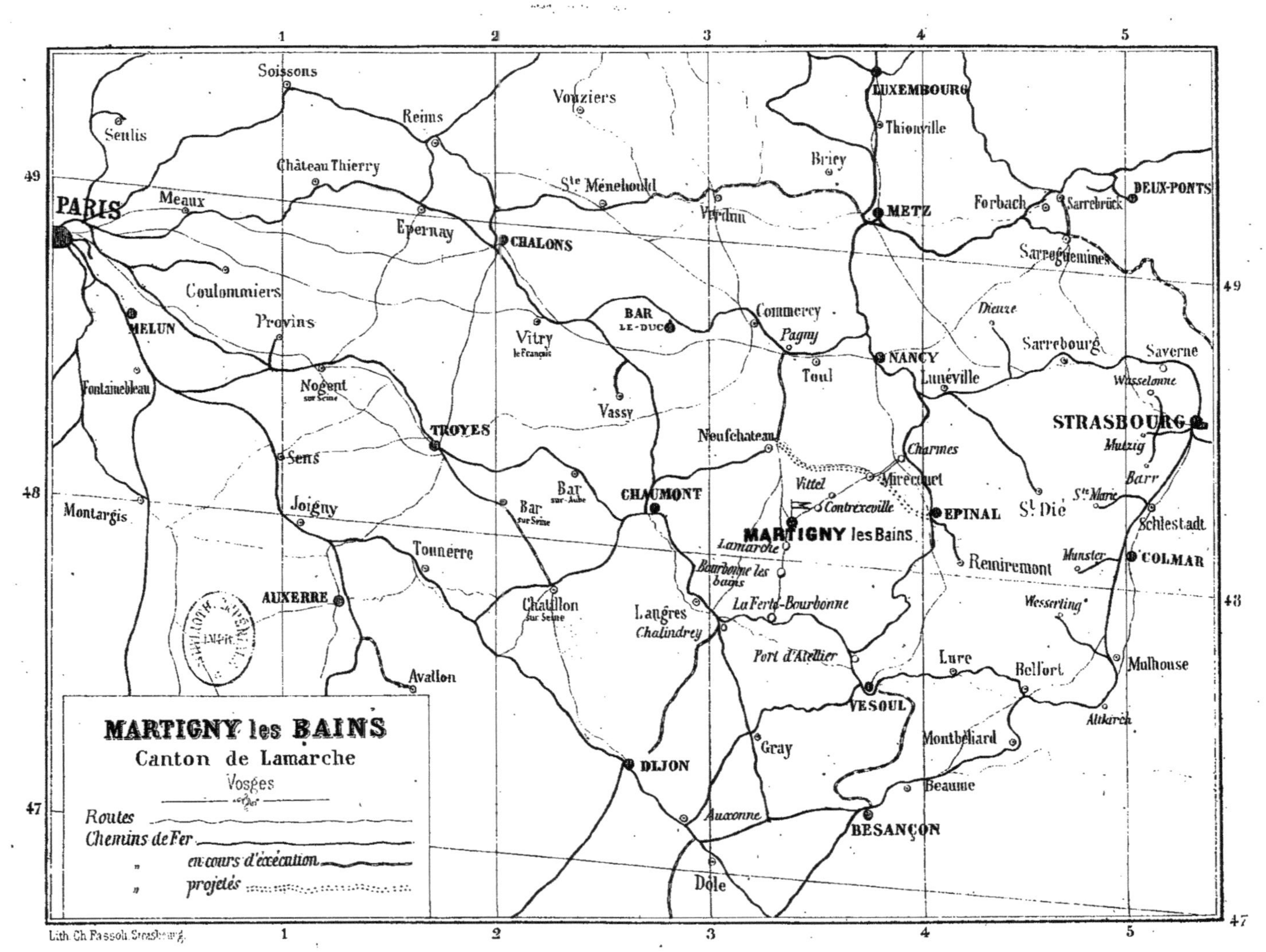
MARTIGNY les BAINS
Canton de Lamarche
Vosges
Routes
Chemins de Fer
" en cours d'écécution
" projetés
PARIS
Senlis
Soissons
Meaux
Château Thierry
Reims
Vouziers
Epernay
CHALONS
Ste Ménehould
Verdun
Briey
LUXEMBOURG
Thionville
METZ
Forbach
Sarrebrück
DEUX-PONTS
Sarreguemines
Coulommiers
MELUN
Provins
Fontainebleau
Nogent sur Seine
TROYES
Sens
Montargis
Joigny
Tonnerre
AUXERRE
Avallon
Vitry le Français
BAR LE-DUC
Commercy
Pagny
Toul
NANCY
Lunéville
Dieuze
Sarrebourg
Saverne
Wasselonne
STRASBOURG
Mutzig
Barr
Vassy
Neufchateau
Charmes
Mirecourt
Vittel
Contrexeville
EPINAL
St Dié
Ste Marie
Schlestadt
Bar sur Aube
Bar sur Seine
CHAUMONT
MARTIGNY les Bains
Lamarche
Bourbonne les bains
Remiremont
Munster
COLMAR
Chatillon sur Seine
Langres
Chalindrey
La Ferté-Bourbonne
Wesserling
Port d'Atellier
Lure
Belfort
Mulhouse
VESOUL
Altkirch
Montbéliard
Gray
DIJON
Beaume
Auxonne
BESANÇON
Dôle
Lith. Ch Fassoli Strasbourg

NOTICE

SUR L'EAU

SULFATÉE-CALCIQUE, ALCALINE ET LITHINÉE

DE

MARTIGNY-LES-BAINS

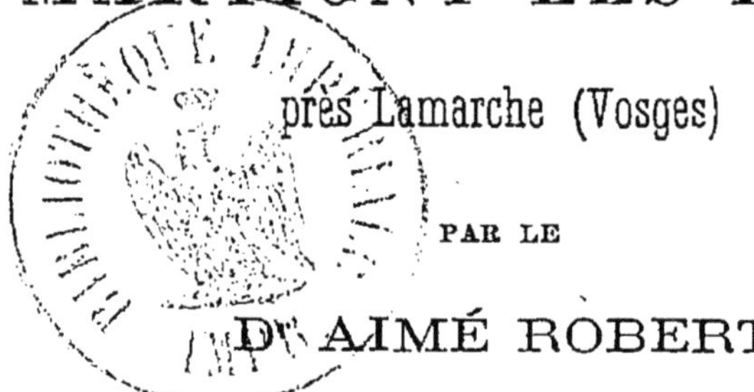

près Lamarche (Vosges)

PAR LE

Dr AIMÉ ROBERT

FONDATEUR ET RÉDACTEUR EN CHEF DE LA *Revue d'hydrologie médicale française et étrangère*, ex-président de la Société des sciences naturelles de Strasbourg, membre de plusieurs sociétés savantes, nationales et étrangères.

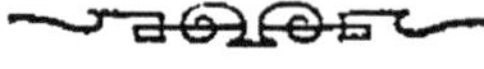

STRASBOURG

TYPOGRAPHIE DE G. SILBERMANN

1869

Te 163
1103

STRASBOURG, TYPOGRAPHIE DE G. SILBERMANN.

NOTICE

SUR L'EAU

SULFATÉE-CALCIQUE, ALCALINE ET LITHINÉE

DE

MARTIGNY-LES-BAINS

près Lamarche (Vosges).

CHAPITRE PREMIER.

Topographie. — Historique.

MARTIGNY-LÈS-LAMARCHE, ou mieux, *Martigny-les-Bains* est un village des anciens duchés de Lorraine et de Bar, faisant aujourd'hui partie du département des Vosges, arrondissement de Neufchâteau, canton de Lamarche.

Sa situation topographique le place sur la route de Bourbonne-les-Bains à Contrexéville, à 35 kilomètres de Neufchâteau, 22 de Bourbonne, 10 de Contrexéville et 6 de Lamarche.

Il est bâti sur une petite éminence, à 366 mètres d'altitude, et au centre d'un vallon ouvert et fertile qu'entourent des collines aux pentes couvertes de plantureuses forêts, de vignes et de riches cultures. Les hauteurs environnantes abritent cette fraîche et riante contrée des vents froids du nord et de l'est : elles y maintiennent une température égale et douce, qui seconde efficacement l'action des eaux minérales.

Le vallon est arrosé par le Mouzon, gai ruisseau dont le cours accidenté traverse les dépendances de l'établissement des bains, et dont les eaux abondent en écrevisses fort recherchées des gourmets.

La situation exceptionnellement saine de Martigny, les agréments du pays, ses éléments de richesse et de prospérité expliquent l'accroissement rapide de sa population. En 1710, Martigny ne comptait que 197 habitants ; le nombre en dépasse aujourd'hui 1500.

Martigny porte dans les anciennes chartes le nom de *Martiniacus*.

Son origine se perd dans la nuit des temps ; elle est vraisemblablement due à quelques Gaulois ou Gallo-Romains qui vinrent s'y construire des habitations et défricher les terrains environnants. Ce qui accrédite cette conjecture des archéologues, c'est la découverte de vestiges d'habitations isolées, parsemées sur les coteaux voisins du Mouzon, et l'existence de pierriers mélangés de tuiles que l'on rencontre dans les mêmes lieux : ce sont encore les nombreux tumuli en pierre, d'origine gallo-romaine incontestable, dont la découverte dans les forêts voisines de Martigny est due aux savantes recherches d'antiquaires, au nombre et à la tête desquels se distingue M. de Saulcy, membre de l'Institut de France.

Les preuves les plus décisives abondent pour attester

le séjour des Romains dans le pays de Martigny : comme dans toutes les contrées où les invitait la salubrité du climat, ils y ont créé un de ces établissements permanents, *castra stativa*, qui étaient, pour ainsi dire, des villes militaires. On en remarque les vestiges non loin de Martigny, dans le bois de Vramont, territoire de Villotte; les traces des fossés sont encore apparentes; on reconnaît les citernes en partie comblées mais bien conservées, et ces monticules de pierres brutes et de tuiles qui couvraient les sépultures.

La vallée était traversée par une voie romaine, naguère encore visible et bien conservée, avant que son emplacement fût occupé par la nouvelle route de Darney à Lamarche.

A Martigny même et dans les environs, d'intéressantes trouvailles signalent le long séjour des Romains : ce sont des médailles d'Auguste, de Domitien, de Vespasien, de Crispine, femme de Commode, une médaille en or de Caracalla, une javeline romaine, une épée gauloise, des piques, des javelots, des fers à enchaîner les prisonniers, des grains de colliers, des boucles et des agrafes.

Les fouilles pratiquées le siècle dernier et au commencement de celui-ci ont exhumé, pêle-mêle avec des armes, une telle quantité d'ossements humains que leur nombre fait supposer un grand combat ou un immense massacre dont Martigny aurait été le théâtre dans les temps reculés.

Enfin, d'autres fouilles, exécutées en 1814, ont mis au jour une construction souterraine dont les dispositions présentaient l'aspect d'un ancien bain.

Dans les temps plus modernes, Martigny a sa modeste

histoire qu'il est intéressant d'étudier sur place, ses coutumes pittoresques, ses traditions dont le souvenir s'est perpétué et dont le récit peut charmer quelques instants de loisirs.

Établissement.

L'établissement des bains de Martigny a son entrée sur la rue principale du village, avec lequel il n'a que ce point de contact ; comme ses dépendances s'étendent, au nord, sur la campagne, on a ménagé une autre entrée sur ce point, ce qui permet aux baigneurs de sortir de l'établissement sans qu'ils soient obligés de traverser le village. A deux pas de cette sortie se trouve un bois charmant où les promeneurs trouveront, pendant l'été, la fraîcheur et l'ombrage. Le terrain attenant à l'établissement offre une superficie de 7 hectares disposés en jardins, promenades et pelouses.Tout ce terraiu est traversé par le Mouzon, dont nous avons déjà parlé.

L'heureuse configuration de ce vaste espace permet, non de créer, mais d'achever un lieu de promenades tel que n'en possèdent pas beaucoup d'établissements de ce genre.

L'établissement de Martigny se compose aujourd'hui :

1° D'une maison d'habitation, appelée le *Château*, avec rez-de-chaussée et deux étages. Le rez-de-chaussée se compose d'une salle de billard, petit salon, logements et cabinets du médecin et du directeur. Le premier étage comprend un beau salon et sept chambres à coucher, toutes meublées avec luxe et confort. Le second étage renferme sept chambres à coucher, la lingerie etc.

2° En face de ce bâtiment et séparé du premier par une vaste cour, on remarque un charmant chalet composé de deux appartements avec une entrée séparée, de remises et écuries et de logements pour les domestiques.

3° D'un vaste bâtiment, dit le *grand hôtel*, avec sous-sol, rez-de-chaussée, et deux étages. Une partie du rez-de-chaussée est occupée par les cabinets de bains et de douches, au nombre de seize. Les appareils balnéaires les plus récents et les plus perfectionnés ont été établis pour les bains et les douches de toutes espèces, douches en pluie, à jet continu, douches ascendantes etc.

L'autre partie du rez-de-chaussée est composée d'une vaste salle à manger et d'un grand salon destiné à recevoir les baigneurs qui veulent se réunir à certaines heures du jour ou le soir. Les étages supérieurs se composen d'appartements et de chambres à coucher ; ces chambres sont au nombre de vingt-cinq et forment avec celles de l'ancien château un total de quarante chambres.

4° Enfin, le pavillon des sources est une élégante construction, où se trouvent les deux sources indiquées dans les analyses par les n°s 1 et 2. Ce pavillon vient d'être récemment relié au grand hôtel par une vaste galerie couverte.

Cette innovation importante au point de vue hygiénique permettra aux malades de se rendre au pavillon des sources sans traverser le jardin à ciel découvert lors des jours de pluie.

Martigny est placé, pour les approvisionnements, dans les conditions les plus favorables: le pays est fertile, les légumes, les fruits, la volaille s'y trouvent en abondance;

la Saône et la Meuse fournissent à l'alimentation leur contingent d'excellents poissons; le modeste Mouzon offre le tribut de ses bonnes écrevisses; enfin, les vins du pays sont très-estimés par les connaisseurs.

Les propriétaires de Martigny n'attendent que l'ouverture de l'établissement pour se mettre en mesure d'offrir aux baigneurs des appartements et des pensions à la portée de toutes les fortunes. Nous avons visité Martigny et nous avons pu constater l'aménité des habitants de ce village, qui seront heureux de seconder l'administration des bains dans tout ce qu'elle entreprendra dans l'intérêt de la commune; ils comprennent parfaitement que les sources de la santé peuvent devenir celles de la richesse d'un pays, et le peuple vosgien si intelligent ne manquera pas de donner son concours à une œuvre aussi patriotique.

De son côté, l'administration de Martigny ne suivra pas les anciens errements des autres stations thermales de France; elle a fait de l'éclectisme et a pris à l'étranger ce qui était bon à introduire dans notre pays, tout en conservant ce qu'il y a d'utile dans l'organisation des stations thermales françaises. Dans ce but, le directeur de Martigny a visité les stations des bords du Rhin si bien organisées, il en a vu fonctionner le mécanisme, il a choisi ce qui lui paraissait utile et pouvait être adapté sans inconvénient aux mœurs du pays. L'organisation du service a été avant tout l'objet de la sollicitude de la nouvelle administration; elle s'empressera de procurer aux visiteurs les soins et les prévenances que l'on rencontre dans les établissements d'Allemagne dont l'intelligente direction réunit l'utile à l'agréable. Ces soins et ces prévenances que l'on trouve dans tous les hôtels chez nos voisins sont précieux dans un établissement de bains, où le malade, loin de chez lui, éprouve le besoin de la sympathie des gens qui l'entourent.

CHAPITRE II.

Sources. — Propriétés chimiques. — Analyses.

Les sources qui jaillissent dans l'intérieur du pavillon sont, ainsi que nous l'avons dit, au nombre de deux : la source n° 1 et la source n° 2. A 150 mètres environ du grand hôtel, on a découvert récemment une troisième source, qui porte comme désignation le n° 3. Ces trois sources sont toutes très-abondantes.

Avant le captage distinct des deux sources du pavillon, elles coulaient confondues ; c'est dans cet état qu'elles ont été analysées officiellement par M. Ossian Henry père, en 1858. Sur la demande du gouvernement, son rapport, fait au nom de l'Académie de médecine, se trouve consigné dans le *Bulletin* de cette société savante, t. XXXIII, p. 581.

Après le captage de ces deux sources, leur jaugeage officiel a démontré qu'elles donnent un débit de 180,000 litres par jour ; quant à la source n° 3, qui n'est pas encore captée, on peut, d'après un jaugeage approximatif, estimer son débit journalier à plus de 200,000 litres.

Nous donnons textuellement l'appréciation et les analyses de M. O. Henry. Voici comment il s'exprime à ce sujet :

« D'après l'analyse, cette eau minérale est du genre de celles de Contrexéville et de Vittel, qui existent dans le même département ; elle appartient à la classe des *Eaux salines sulfatées calcaires, sodiques et magnésiennes.*

« Elle est ainsi formée, savoir :

POUR 1000 GRAMMES.

		Grammes.
Acide carbonique libre		Indices.
Bicarbonate de chaux		0,156
» de magnésie		0,170
» de soude		Très-peu.
Sulfates calculés à l'état anhydre	de chaux	1,420
	de magnésie	0,330
	de soude	0,230
Chlorure de sodium		0,110
» de potassium		0,010
Sesquioxyde de fer (crénate en partie). Alumine. Silice. Phosphate terreux. Principe arsénical. Matière organique de l'humus		0,170
		2,596

« Comparée aux deux eaux analogues ci-dessus, l'eau de Martigny-lès-Lamarche, sous le rapport de la magnésie et de la chaux, tient le milieu entre elles. Aussi lorsque dans l'eau de Contrexéville

La chaux est à la magnésie	: : 4,4 : 1
Dans celle de Vittel elle est	: : 1,67 : 1
Et dans l'eau de Martigny-lès-Lamarche	: : 3,4 : 1

« Cette dernière est donc un peu moins magnésienne que celle de Vittel, mais plus que celle de Contrexéville ; en rappelant son analogie de composition chimique avec ces deux eaux minérales, connues et depuis longtemps autorisées, on peut présumer que l'eau qui nous occupe doit avoir également beaucoup de rapports avec elles en propropriétés médicales ; nous ne voyons pas dès lors de motifs sérieux pour refuser l'autorisatien de l'exploiter au point de vue médical, puisque d'ailleurs la source est convenablement captée. Cependant nous pensons qu'avant d'accorder définitivement cette autorisation, il ne serait pas inutile de faire avec l'eau de Martigny quelques applications thérapeutiques variées qui puissent justifier les prévisions avancées.

« En conséquence, Messieurs, nous avons l'honneur de vous proposer de répondre dans ce sens à M. le ministre de l'agriculture et des travaux publics.

« Les conclusions de ce rapport sont mises aux voix et adoptées par l'Académie. »

En effet, d'après ce rapport, l'Académie de médecine de Paris a adopté ces conclusions, et S. Exc. le ministre de l'agriculture, du commerce et des travaux publics a autorisé l'exploitation des eaux minérales de Martigny par arrêté du 20 avril 1859.

L'analyse de M. O. Henry était suffisante pour prouver l'analogie de l'eau de Martigny avec celles de Contrexéville et de Vittel et pour qu'on pût l'administrer avec les mêmes chances de succès dans toutes les affections qui réclament leur emploi. Cependant on pouvait supposer que l'analyse de deux sources non captées séparément avait pu avoir des résultats inexacts, tout à fait indépendants du talent ou de la volonté du chimiste, car ces deux sources étaient mélangées lors de la première analyse et leur séparation par le nouveau captage pouvait faire découvrir dans chacune d'elles, sinon des éléments différents, au moins des proportions inhérentes à chacune d'elles. D'un autre côté, la première analyse avait été faite sur des eaux transportées, et tout le monde sait à combien d'erreurs expose cette méthode, qui a le premier et grave inconvénient de ne pas permettre d'apprécier les éléments gazeux.

La nouvelle administration a donc voulu que l'eau de Martigny ne soit exploitée de nouveau qu'après avoir subi une seconde épreuve, et elle a chargé d'une nouvelle analyse M. Jacquemin, docteur ès sciences et professeur de chimie à l'École supérieure de pharmacie de Strasbourg. Un travail de ce genre, qui exige autant de science que d'habitude, ne pouvait tomber en de meilleures mains que celles de notre savant et consciencieux collègue.

M. le professeur Jacquemin, pour faire ce travail d'une manière exacte, s'est rendu sur les lieux et c'est à la source même qu'il a fait une partie de ses dosages.

Nous donnons le résumé de son travail :

ANALYSE DE M. LE PROFESSEUR JACQUEMIN.

Eaux minérales de Martigny.

SOURCE N° 1.

Acide carbonique libre, traces.

Bicarbonates calculés avec la formule C^2HMO^6.	de soude	0,0168
	de magnésie . . .	0,1980
	de chaux	0,1700
	de fer	0,0098
Silicate de soude		0,0532
» de chaux		0,0029

Phosphate de chaux		0,0028
Sulfates calculés à l'état anhydre	de soude	0,2299
	de magnésie	0,3300
	de chaux	1,4240
Chlorure de lithium		0,0300
» de sodium		0,0650
» de potassium		0,0090
Traces de fluor, de crénate de fer, d'arséniate de fer, alumine, matière organique		0,1156
		2,6570

SOURCE N° 2.

Acide carbonique libre, faible proportion.

Bicarbonates calculés avec la formule C^2MHO^6	de soude	0,0126
	de magnésie	0,1825
	de chaux	0,1740
	de fer	0,0311
Oxyde ferrique provenant du crénate		0,0070
Silicate de soude		0,0456
» de chaux		0,0014
Phosphate de chaux		0,0019
Sulfates calculés à l'état anhydre	de soude	0,2360
	de magnésie	0,3340
	de chaux	1,4400
Chlorure de lithium		0,0170
» de sodium		0,0877
» de potassium		0,0111
Traces de fluor, de manganèse, d'arséniate de fer, d'alumine, d'acide crénique et une autre matière organique (glycose ou glycoside ?)		0,0641
		2,6460

SOURCE N° 3.

Acide carbonique libre, faible proportion. .		
Bicarbonates calculés avec la formule C^2HMO^6 . .	de soude	0,087
	de magnésie . . .	0,098
	de chaux	0,231
Sulfates calculés à l'état anhydre	de soude . .	0,023
	de magnésie .	0,162
	de chaux . .	0,801
Chlorure de sodium		0,056
» de potassium		0,006
Silice, alumine, oxyde de fer, phosphate de chaux, matière organique.		0,098
		1,562

M. le professeur Jacquemin fait suivre ses analyses des considérations suivantes :

Un fait digne de remarque, qui résulte de la comparaison des résultats analytiques de la source n° 1 avec la composition si bien établie des sources analogues de Vittel et dé Contrexéville, c'est que Martigny vient se placer entre ces deux sources en quelque sorte comme l'intermédiaire de leurs propriétés, possédant chacun des éléments qui justifient le succès de ses aînées, dans une juste mesure, n'en ayant ni trop ni trop peu.

Ainsi au point de vue de la minéralisation :

Contrexéville, source du Pavillon, contient par litre de principes minéraux.	2,941
Martigny, source n° 1.	2,657
Vittel, Grande source (diurétique)	1,739

Lorsque l'on fait porter la comparaison sur les sels de soude :

Contrexéville, source du Pavillon, en renferme par litre. 0,410
Martigny, source n° 1 0,346
Vittel, Grande source 0,326

Quant aux sels magnésiens :

Vittel, Grande source, en possède par litre . . 0,731
Martigny, source n° 1 0,528
Contrexéville, source du Pavillon 0,450

Sous le rapport des sels de chaux :

Par litre.

Contrexéville, source du Pavillon, prend le premier rang avec 1,825
Martigny, source n° 1 1,599
Vittel, Grande source 0,625

Si le fer se trouve sensiblement en mêmes proportions dans ces trois eaux, Vittel possède en plus sa Source des demoiselles, ferrugineuse bicarbonatée et crénatée, qui renferme par litre 0,041 de ces éléments reconstituants, y compris le manganèse, et Martigny sa source n° 2, qui contient par litre 0,0381, c'est-à-dire presque autant de bicarbonate et crénate de fer avec traces de manganèse.

Quant à la lithine, nous trouverions des comparaisons à établir en compulsant les résultats analytiques des chimistes de Strasbourg, par exemple MM. Coze, Persoz et Fargeaud pour la source de Rosheim, M. Oppermann pour Soultzbach, et M. Béchamp pour Soultzmatt. Mais la première n'est presque pas exploitée, et les deux autres doivent leur renommée et leurs applications surtout à la grande quantité d'acide carbonique qu'elles tiennent en dissolution. Nous comparerons donc Martigny aux eaux de Bade, préconisées à juste titre dans les affections goutteuses, depuis les analyses de M. Bunsen.

	Chlorure lithique.
A Bade, la Fettquelle contient par litre. . . .	0,1306
» la source dite Ungemach	0,0451
Martigny, la source nº 1	0,0300
Bade, la Murquelle	0,0295
Martigny, la source nº 2	0,0170
Bade, la source d'Enfer.	0,0123

Ainsi la source nº 1 de Martigny, bien qu'inférieure comme richesse en lithine à la source dite *Ungemach*, et surtout à la Fettquelle, tient encore un assez beau rang en marchant l'égale de la Murquelle.

CHAPITRE III.

Action pharmaco-dynamique. — Indications générales.

Les principes minéralisateurs contenus dans les eaux de Martigny peuvent se ranger dans les quatre groupes suivants :

1º Les chlorures;

2º Les bicarbonates ;

3º Les sulfates ;

4º Les silicates;

auxquels il faut ajouter le phosphate de chaux, qui est en proportion assez notable dans la source nº 1.

Quelle est l'action physiologique de ces divers composants ? et quel est le résultat pharmaco-dynamique que l'on est en droit d'attendre du mélange de ces divert principes ? c'est ce que nous allons examiner rapidemens dans les lignes suivantes.

Notons cependant, en commençant, que les eaux de Martigny ne renferment que des traces d'acide carbonique libre, et par conséquent, seulement une quantité suffisante pour tenir les bicarbonates en solution. Aussi croyons-nous que ces eaux doivent toujours être bues de préférence à la source même.

Les chlorures qui se rencontrent dans les eaux de Martigny sont ceux de lithium, de sodium et de potassium, montant ensemble à la dose 0,0620 pour la source n° 3, de 0,1058 pour la source n° 2, et de 0,1040 pour la source n° 1. Ces sels, tous alcalins, comme on le voit, sont en proportion minime, pas même 11 centigrammes dans la source qui en contient le plus. En faisant en ce moment abstraction de l'action particulière de la lithine, sur laquelle nous reviendrons plus tard, nous ferons remarquer que les chlorures de sodium et de potassium restants sont en trop petite quantité pour agir thérapeutiquement en tant que chlorures, mais que, comme sels de sodium et de potassium, ils agissent comme adjuvants des bicarbonates, sulfates et silicates de même base.

Or on sait que tous les sels alcalins, bicarbonates, silicates, même les sulfates à petite dose, produisent un effet diurétique sur l'économie. Nous pouvons donc arriver à une estimation assez exacte de l'effet diurétique d'une eau minérale en faisant le total des sels à base alcaline, même des sulfates, lorsque ces derniers sont en proportion assez faible pour ne pas pouvoir produire d'effet purgatif. Or la source n° 3 contient en sels alcalins 0,172; la source n° 1, 4,039; la source n° 2, 0,4100. Eu égard à leur effet diurétique, les sources se rangeraient donc dans l'ordre suivant : 1, 3 et 2, la dernière étant la plus forte. Or, si nous comparons ces diverses

IMPR.

sources à celles de Vittel et de Contrexéville, nous verrons que les sources 3 et 2 renferment plus de sels alcalins que la Grande-Source ou source diurétique de Vittel et un peu moins que la source du Pavillon de Contrexéville (qui en renferme 0,467). Les sources de Martigny, comme l'a du reste déjà fait remarquer M. le professeur Jacquemin au point de vue chimique, sont de véritables intermédiaires thérapeutiques entre les eaux des deux autres stations que nous lui comparons.

Il est une substance dont nous n'avons point parlé jusqu'ici et qui certainement a une action spéciale et assez puissante: nous voulons dire le silicate de soude, qui, dans la source n° 2, se trouve dans la proportion de 0,0456 et dans la source n° 1 dans la proportion de 0,0532. On sait, par les travaux de M. Bonjean, pharmacien à Chambéry, que le silicate de soude, outre sa vertu diurétique, possède une action *dialytique*, c'est-à-dire décomposante au point de vue des urates. Nous pouvons donc considérer le silicate de soude contenu dans les eaux de Martigny comme un adjuvant puissant à l'action de la lithine; mais ici nous ne pouvons comparer les sources de Martigny à leurs analogues de Vittel et de Contrexéville, parce que, dans les analyses de ces dernières sources, la silice est rejetée pêle-mêle avec d'autres substances dosées en masse et que nous ne savons même pas à quelle base elle est combinée.

Le silicate de chaux, qui se trouve en petite quantité dans les sources n° 1 et n° 2, est probablement décomposé dans l'organisme, et pourrait alors avoir une action analogue à celle du silicate à base alcaline.

On sait que les bicarbonates de toutes les bases contenues dans nos eaux minérales sont aisément décomposés par les acides de l'estomac, qui s'emparent de la base et dégagent l'acide carbonique. Ces bicarbonates sont dans la proportion de 0,3941 pour la source n° 1, de 0,4002 pour la source n° 2, et de 0,416 pour la source n° 3. En se combinant aux acides de l'estomac, les bases de ces sels agissent comme absorbantes et anti-acides et trouvent une application rationnelle dans quelques cas de dyspepsies caractérisés par la sécrétion trop abondante des acides de l'estomac. On préconise trop souvent contre ces états gastriques des eaux fortement alcalines, sans songer que les bases ayant besoin de se combiner dans l'économie à des acides plus stables que l'acide carbonique, excitent les glandes de l'estomac à une hypersécrétion d'acide et produisent ainsi souvent un effet contraire à celui qu'on en attendait, outre l'inconvénient de la cachexie alcaline qui suit fréquemment l'usage prolongé des eaux à minéralisation alcaline trop forte. L'exagération des doses médicamenteuses a été à l'ordre du jour pendant quelque temps; heureusement on revient à des idées plus justes : de petites doses *absorbées* produisent plus d'effet sur l'économie que de fortes doses, qui, fatiguant l'estomac, ou passant trop rapidement pour pouvoir être absorbées, sont ainsi complétement inutiles ou même pernicieuses.

Ces réflexions, qui nous ont été suggérées par les bicarbonates, et surtout par les bicarbonates alcalins, s'appliquent avec plus de justesse encore aux sels de fer. Nos sources contiennent ce fer sous deux combinaisons différentes, sous forme de bicarbonate et sous forme de crénate. Ces deux genres de sels ferreux réunis se trouvent dans la proportion suivante dans les trois sources : traces dans la source n° 3; 0,0098 dans la source n° 1; 0,0381 dans la source n° 2. En comparant ces proportions à celles des eaux analogues de Vittel et de Contrexéville, nous ferons remarquer que la source n° 1 contient la même proportion de fer, ou même un peu plus, que la source du Pavillon de Contrexévile, et que la source n° 2 manque de la proportion presque infinitésimale de 0,003, pour atteindre l'égalité avec la source des Demoiselles de Vittel. Quand on considère les doses de préparations ferrugineuses, que les médecins prescrivent habituellement dans l'anhémie ou dans la chlorose, on trouvera presque insignifiante la proportion de fer contenue dans nos sources, 1 centigramme à peine dans la source n° 1 et environ 4 dans la source n° 2. Mais qui ne sait que sur les préparations ferruginenses ingurgitées une partie très-minime seulement est absorbée et que le reste passe à travers le tube digestif, ne servant qu'à colorer en noir les matières fécales? En Allemagne, des sources à minéralisation ferrugineuse beaucoup plus faible que celle de notre source n° 1, ont acquis une réputation méritée dans la chlorose, celle de Rosenheim, en Bavière, par exemple, qui ne contient que la moitié du fer de notre source n° 1. Les personnes chlorotiques qui supportent difficilement les préparations ferrugineuses pourront donc s'adresser à la source n° 1 : car un centigramme de fer absorbé journellement pendant un certain laps de temps finira par donner des résultats très-marqués; dans les cas d'anhémie et de chlorose: avec peu d'excitabilité et des organes digestifs plus robustes, on pourra boire de l'eau de la source n° 2, dont les effets seront égaux à ceux de la source des Demoiselles à Vittel.

Le fer n'est point le seul élément réparateur de l'organisme contenu dans nos sources, la chaux y entre aussi en proportion notable, comme l'a fait voir l'analyse de M. Jacquemin; enfin il y a des sels maguésiens dont une partie peut servir de même à la réparation de notre organisme, à celle des os en particulier. Or ces terres s'y trouvent, en partie à l'état de bicarbonates convertis facilement en lactate et en chlorhydrate pendant la digestion, en partie à l'état de phosphate, qui, étant en solution dans l'eau, peut être immédiatemeut absorbé et employé pour ainsi dire en nature par l'économie animale.

Nous pourrions donc résumer les effets physiologiques et thérapeutiques des eaux de Martigny, en négligeant momentanément l'action de la lithine, en disant:

1° Que ces eaux ne sont nullement excitantes, mais plutôt toniques hyposthénisantes;

2° Que par les sels potassiques et sodiques et les silicates qu'elles contiennent, elles sont diurétiques, et que les sources 2 et 3 égalent et surpassent même la Grande source ou source diurétique de Vittel;

3° Qu'elles sont réparatrices du sang, en raison du fer qu'elles contiennent, et que l'on possède à Martigny une ressource analogue à celle de Vittel, c'est-à-dire deux sources de minéralisation ferrugineuse différente et qui peuvent par conséquent être appliquées d'après des indications thérapeutiques générales ou individuelles diverses ;

4° Qu'elles contiennent une proportion notable de chaux et en particulier de phosphate, autre élément réparateur s'appliquant plus spécialement au tissu osseux ;

5° Qu'enfin elles contiennent un élément dialytique, le silicate de soude, véritable adjuvant de la lithine, dont nous allons maintenant analyser les effets physiologiques et thérapeutiques.

Ainsi que nous venons de le voir, d'après la nouvelle analyse de M. le professeur Jacquemin, l'eau de Martigny est analogue à celles de Contrexéville et de Vittel, et par conséquent ses indications thérapeutiques générales seront les mêmes, ainsi que nous l'avons indiqué dans le chapitre précédent. Mais, en outre des principes contenus dans les eaux de Contrexéville et de Vittel, M. le professeur Jacquemin a découvert dans celle de Martigny la lithine, principe précieux dans les sources de cette catégorie, et qui, par son action dissolvante, est appelé à jouer un rôle important dans le traitement de la goutte, des calculs urinaires et de la gravelle urique. Ce nouvel élément minéralisateur découvert dans l'eau de Martigny contribuera peut-être à en spécialiser l'emploi dans les affections où il est indiqué.

La lithine fut découverte en 1817 par le chimiste Arrwedson dans un minéral appelé *petalite*. Il lui donna le nom de *lithium* (de *lithos*, pierre). Depuis cette époque on découvrit ce principe dans plusieurs eaux minérales dont le nombre est encore assez restreint. Nous citerons seulement Carlsbad, Bilin, Ems, Kissingen, Marienbad,

Vichy, Kreuznach, Teplitz et Rosheim, et récemment encore celle de Bade. Cette parenté de Martigny avec les eaux les plus renommées de l'Europe ne peut que faire ressortir son importance comme eau lithinée.

En 1859, le docteur Garrod, de Londres, publia un intéressant Mémoire sur la lithine[1]. Ce travail fut traduit en allemand en 1861 par le docteur Eisenmann, de Würzbourg.

Dans ce remarquable travail, l'auteur, qui s'occupa le premier de la lithine au point de vue thérapeutique, s'exprime ainsi à ce sujet :

« Si nous considérons les récentes analyses de plusieurs eaux minérales, nous trouvons qu'on note le lithium comme s'y trouvant en quantité imperceptible ; et si l'on n'en a fait aucune mention pour un grand nombre d'autres, cela tient à ce qu'on ne l'a pas recherché. »

L'emploi de la lithine, dans le traitement des maladies qui réclament son emploi, est très-récent ; cependant, dans la 1re édition de notre ouvrage sur les bains de la vallée du Rhin, et à propos de l'eau de Rosheim, nous disions : « D'après l'analyse, cette eau peut être classée parmi les eaux alcalines ; mais ce qui la distingue des eaux de cette catégorie, c'est qu'elle doit principalement ses qualités alcalines à la présence de la *lithine,* substance rare dans les eaux minérales. Il n'est pas permis jusqu'à présent d'apprécier ses effets sur l'organisme ; mais son analogie avec la soude peut faire

---

[1] *The nature and treatment of gout and Rheumatic gout, by Alfred Barring Garrod.*

admettre que son action pharmaco-dynamique sera la même[1]. »

Ce que nous disions plus haut s'applique également a Martigny.

La qnantité minime de lithine que cette eau contient ne prouve pas qu'elle ne puisse avoir une certaine activité dans les cas où elle est indiquée ; ainsi, quelquès substances ne se trouvent dans les eaux minérales qu'à dose altérante, et, le plus souvent, ce sont celles dont l'administration à haute dose pourrait produire sur l'organisme des résultats fâcheux. Ainsi, l'arsenic, l'iode, le brome, existent dans les eaux minérales à très-petites doses, et cependant celles qui contiennent ces principes opèrent les cures les plus merveilleuses; il suffit de nommer Wildegg et Halle comme sources bromo-iodurées : elles ne contiennent que 24 et 30 milligrammes d'iode par litre, et cependant tous les jours on les emploie avec le plus grand succès dans le traitement des scrofules en général. Les eaux arsénicales, si nombreuses aujourd'hui, ne rendent-elles pas tous les jours les plus grands services dans un nombre considérable de maladies? On dirait que la nature prévoyante a dosé les principes minéralisateurs de chaque source.

Plus récemment, la lithine fut découverte par M. le professeur Bunsen, de Heidelberg, dans les eaux thermales de Baden-Baden ; nous avons donné plus haut le tableau

---

[1] *Guide du médecin et du tourise aux bains de la vallée du Rhin, de la Forêt-Noire et des Vosges*, par le docteur Aimé Robert. Strasbourg, Schmidt, éditeur. Paris, L. Hachette et Cie 1857.

comparatif des eaux qui contiennent cette substance, et nous avons vu que l'eau de Martigny peut rivaliser avec toutes les eaux lithinées les plus réputées, et qu'elle est même supérieure à plusieurs d'entre elles.

Voici la manière de voir du docteur Garrod sur ce nouvel agent :

« Une des propriétés les plus remarquables de la lithine est de rendre l'acide urique soluble. Les urates de lithine sont les plus solubles de tous les urates. Lipowitz a trouvé que, si l'on fait bouillir le lépidolite en poudre avec de l'acide urique, il produit de l'urate lithique, quoique dans ce minerai la lithine soit combinée à l'acide silicique, ce qui est certes un indice de l'extrême affinité de l'acide urique pour la lithine. Je me suis convaincu moi-même qu'un carbonate lithique que j'ai fait bouillir dans de l'eau en excès, était dissous par l'addition d'acide urique, ce qui dénote que l'urate de lithine est plus soluble que le carbonate lithique. Le sel qu'on obtient ainsi est un bi-urate de lithine, cristallisant en longues aiguilles ; il correspond à l'urate de soude qu'on trouve dans le sang et dans le tissu des goutteux.

« Le bi-urate de lithine est plus soluble dans l'eau qu'aucun autre urate ; on n'en a toutefois pas encore nettement déterminé le degré de solubilité. Lipowitz s'est assuré qu'une partie de carbonate lithique dissolvait dans 90 parties d'eau bouillante 4 parties d'acide urique, avec dégagement d'acide carbonique, et que l'urate de lithine ainsi obtenu, dégagé de carbonate, se dissolvait dans 60 parties d'eau.

« M. A. Ure a trouvé qu'une solution de 5 centigrammes

de carbonate lithique dans 30 grammes d'eau, à une température de 32° C., dissolvait peu à peu jusqu'à 10 et même 15 centigrammes d'acide urique, quantité supérieure à celle qui est soluble dans les carbonates de potasse ou de soude ; et Biswanger affirme que 1 partie de carbonate lithique dans 120 parties d'eau à la température du corps humain dissolvait à peu de choses près 4 parties d'acide urique.

« Pour constater la puissance que possède le carbonate lithique de dissoudre l'urate sodique, je fis l'expérience suivante. Un os métacarpien dont les extrémités phalangiennes étaient complétement infiltrées d'urate de soude, fut plongé dans un petit verre d'eau à la température ordinaire et à laquelle eau on avait ajouté quelques grains de carbonate lithique ; or au bout de 2 à 3 jours le dépôt d'urate avait disparu et l'os avait repris son état normal.

« Ce n'est que dans ces derniers temps que j'eus, le premier, l'idée d'employer les sels lithiques contre la gravelle urique et contre la goutte chronique. M. Ure avait proposé d'injecter le carbonate lithique dans la vessie, afin d'y obtenir la dissolution des calculs. Dans un travail inséré au *Pharmaceutical-Journal* en août 1843, il rend compte d'une expérience faite sur un calcul vésical, composé de couches d'acide urique et d'oxalate de chaux. Il plongea ce calcul dans 30 grammes d'eau distillée contenant 20 centigrammes, à la température du sang. Après 5 heures d'immersion, le calcul avait perdu 25 centigrammes de son poids. La difficulté de se procurer le sel lithique l'empêcha de continuer ses expériences sur les calculs vésicaux. On ne connaissait rien sur l'effet de l'administration interne de ce sel; Pereira avait présumé seulement qu'il aurait pour effet de rendre les urines alcalines, et le docteur Aschenbrennner ajouta qu'on pourrait l'administrer à la dose de 25 à 50 centigrammes par jour. Depuis deux ans j'ai fait plusieurs essais avec ce sel administré à l'intérieur, tant contre la diathèse urique que contre la goutte chronique. Les résultats ont été très-satisfaisants : pris 2 ou 3 fois par jour, à la dose de 5 à 20 centigrammes, en solution, le carbonate lithique ne développa aucun symptôme physiologique direct ou spécial, mais il exerça une influence signalée dans les cas de gravelle composée d'acide urique. La formation de ces dépôts diminua ou cessa complétement. Des accès goutteux ont diminué de fréquence, et la constitution des malades s'est sensiblement améliorée. J'ai dès lors acquis la conviction de l'efficacité des sels lithiques dans ces maladies. En effet, leur puissance alcaline étant très-élevée en raison du poids atomique minime, leur pouvoir de dissoudre l'acide urique et les urates est beaucoup supérieur à celui d'aucune autre substance chimique, tandis que leur action locale est tout à fait insignifiante et leur usage interne sans inconvénient aucun.

« Pour démontrer la supériorité des carbonates lithiques sur les dépôts goutteux dans les cartilages, je fis préparer séparément des solutions de carbonate lithique, potassique et sodique, à la dose de 5 centigrammes de chacun de ces sels dans 30 grammes d'eau distillée. Je fis ensuite immerger dans ces différentes solutions, durant 48 heures, de petits fragments de cartilages infiltrés complétement d'urate sodique. Au bout de ce temps, le cartilage plongé dans la solution lithique se trouva entièrement libre d'urate; celui qui fut exposé dans la solution potassique avait perdu beaucoup de son urate; par contre, le cartilage laissé pendant les 48 heures en contact avec la solution sodique fut trouvé dans le même état et sans aucune décomposition.

«Si l'on fait ces expériences avec d'autres sels de lithine, comme, par exemple, avec le sulfate ou le chlorure lithique, et si l'on compare leurs effets avec ceux des sels sodiques respectifs, l'action considérable des sels lithiques est incontestable, car dans, ces cas, il y a double décomposition; il se forme du sulfate ou de l'hydrochlorate de soude et de l'urate lithique devenu soluble.»

Quant à l'emploi thérapeutique du carbonate ou d'autres sels lithiques je me suis guidé d'après les règles suivantes :

«Je donne les sels en dissolution très-étendue soit dans une grande quantité d'eau pure, ou, ce qui vaut mieux, dans de l'eau gazeuse (à l'acide carbonique), de manière à obtenir une eau lithique, correspondant à l'eau alcaline ordinaire (Soda-Water), ayant toutefois une force différente.

«Si j'ai besoin d'une plus grande quantité d'alcali, j'associe au carbonate lithique du carbonate ou du citrate de potasse dans de l'eau gazeuse.

«Le carbonate lithique peut également être administré avec du phosphate ammoniacal dans la même forme; il ne faut toutefois pas oublier que le carbonate et le phosphate d'ammoniaque sont peu solubles.

« Le grand obstacle, jusqu'à présent, à l'emploi des sels de lithine, en médecine, était leur prix très-élevé ; mais comme on ne les administre qu'en petites doses, et que d'ailleurs on les prépare aujourd'hui à beaucoup plus bas prix, cet obstacle a disparu. Il est en outre plus que probable que la préparation de ce remède précieux augmentera, et que son acquisition deviendra plus facile au fur et à mesure qu'il répondra aux espérances qu'on est fondé à concevoir à son sujet dans la goutte, la gravelle et les calculs vésicaux. »

CHAPITRE IV.

Indications spéciales. — Mode d'administration.

L'eau de Martigny sera employée avec avantage dans les affections suivantes :

En première ligne, dans la gravelle, et surtout dans la gravelle urique.

L'action dissolvante si remarquable de la lithine est ici des plus précieuses. On comprend que sa puissance, éminemment diurétique, aide à l'élimination d'une quantité parfois énorme de sables et de dépôts même plus concrets d'acide urique.

Des graviers volumineux ou persistants sont habituellement la cause originelle de la pierre. Ici encore, l'eau de Martigny sera employée avec succès, et deviendra surtout un précieux moyen de diagnostic.

Il arrive souvent, en effet, que le calculeux ne s'aperçoit qu'assez tard de la présence d'une pierre dans sa

2.

vessie. Les produits muqueux qui servent d'agrégat ou ciment à cette pierre en rendent le contact en quelque sorte inappréciable ; dans ces cas, qui sont les plus communs, les eaux fondantes, comme celle de Martigny, sont des plus utiles ; elles dissolvent ce mucus, et laissent saillantes les aspérités du calcul ; la douleur vive et constante qui en résulte est un avertissement, et l'opération débarrasse vite le malheureux de sa cruelle infirmité.

Le passage de gros graviers des reins dans la vessie, à travers les uretères, ne s'accomplit point sans vives douleurs, connues sous le nom de *coliques néphrétiques*. L'eau de Martigny facilitera ce passage, en dissolvant une partie du corps étranger, et diminuera la durée de cette crise si redoutée des malades.

La gravelle s'accompagne le plus souvent de dyspepsie ; l'estomac, lui aussi, apporte, par ses productions acides, des troubles dans l'économie.

L'eau de Martigny trouve également ici son indication ; elle rétablira les fonctions organiques de l'estomac, en dissolvant et en contribuant à l'élimination des productions pathologiques.

Des observations exactes prouvent que l'eau minérale de Martigny exerce rapidement son action salutaire dans le catarrhe vésical, à tous ses degrés, et rend aux urines, dont elle augmente singulièrement l'émission, leur limpidité et leur transparence.

Beaucoup d'affections rhumatismales sont liées à une diathèse urique ; elles seront donc avantageusement traitées à Martigny, et les malades tourmentés par des douleurs rhumatoïdes, dont le caractère principal est de ne jamais bien se localiser, les verront s'éteindre rapidement.

La grande analogie des produits goutteux et graveleux fait attribuer, à juste titre, la même origine aux deux affections ; le même traitement leur est donc applicable.

C'est dans la goutte surtout, et dans la diathèse goutteuse aussi bien que dans la diathèse urique, que l'eau de Martigny rend les plus grands services. L'action dissolvante de la lithine sur les tophus ou concrétions tophacées est des plus frappantes, et, comme l'ont prouvé les expériences du docteur Garrod, donne les résultats les plus remarquables.

Les mêmes réflexions s'appliqueront au traitement des calculs biliaires, et aux engorgements des viscères abdominaux (pléthore abdominale).

Il est essentiel d'ajouter que la présence du fer dans la source n° 2 de Martigny est une indication de plus, et autorise à Martigny le traitement des personnes anhémiques et chlorotiques.

La présence de la lithine dans les eaux de Martigny devra donc être l'objet des observations consciencieuses des médecins qui les emploieront dans la goutte et la gravelle; la spécialisation de chaque source, voilà le but que doivent se proposer tous les praticiens qui s'occupent du traitement des maladies chroniques par les eaux minérales ; rétrécir le cadre des indications de chaque source, c'est marcher vers ce but, et lorsqu'il aura été atteint, il résultera de ce travail une classification nouvelle basée sur l'expérimentation clinique de chaque source. C'est alors que les eaux minérales ne passeront plus pour une panacée universelle et que chaque source aura ses indications spéciales et s'adressera exclusivement à tel ou tel groupe de maladies. Les travaux importants qui se font dans ce sens nous font espérer que, dans un avenir prochain, l'hydrologie, aidée de la chimie et de l'expérimentation, atteindra le but que se proposent tous les médecins consciencieux.

Mode d'administration. L'eau de Martigny se prend, le matin, à jeun, à la source; on peut en boire de deux à six verres, suivant les indications spéciales; on la boit aussi aux repas, coupée avec le vin.

Elle s'administre également en bains et sous forme de douches.

Transport. L'eau minérale de Martigny supporte très-bien le transport et se conserve fort longtemps sans s'altérer.

CHAPITRE V.

Environs.

Le grand air et l'exercice favorisent l'action curative des eaux minérales : dans la plupart des cas, le médecin prescrit la promenade comme mesure hygiénique; elle est d'ailleurs indispensable comme distraction; elle rompt la monotonie du séjour dans les stations minérales, où l'ennui atteindrait bientôt le baigneur confiné pendant toute une saison dans les dépendances d'un établissement, si attrayantes qu'elles soient.

Sous le rapport des promenades et des excursions, Martigny est libéralement partagé.

Sans doute le pays n'offre pas les profondes vallées, les monts élevés, les lacs et les cascades de la partie montagneuse des Vosges; cependant les monts Faucilles, qui entourent Martigny, ne manquent ni de caractère ni d'attrait, l'aspect des environs, la fraîcheur des grands bois, la variété des paysages sollicitent de toute part le promeneur et éveillent en lui la curiosité et le désir.

A quelques pas de l'établissement s'étendent les forêts de la Rozière, de Couche-Pied et du Fort-Renard; elles forment comme un parc immense, sous les ombrages duquel l'administration a permis de pratiquer des sentiers commodes, d'établir des bancs de repos; le promeneur, séduit par le charme de ces belles solitudes, retournera plus d'une fois sur les bords de la fontaine du Fort-Renard, de la Fontaine froide et de la Fontaine enfondrée, dont les eaux limpides et fraîches égaient la forêt.

Les amateurs d'excursions plus lointaines graviront le mont Saint-Étienne, surmonté d'une chapelle et de ses deux tilleuls séculaires; les bords de la source Saint-Jean, jaillissant au sommet, y invitent au repos; l'horizon immense qui s'étend jusqu'aux montagnes de la Suisse, du Jura et des hautes Vosges, étale sous les yeux ravis un splendide panorama. L'ascension est facile: une heure suffit depuis Martigny pour atteindre le but.

Le Haut-Mont, plus rapproché encore, offre dans la direction opposée le même merveilleux spectacle.

Quand on gravit le Maix-du-Haut, une excursion de 4 kilomètres à travers la forêt conduit au Chêne célèbre des partisans, vieux géant des forêts, dont le feuillage abriterait toute une armée, au chêne Henry, au chêne Charles X, non moins curieux par leur taille et leur âge.

Les amateurs de curiosités naturelles iront visiter la roche à Soufflet, la roche Crédence, la grotte de la roche Pichotte dans le vallon de Lerocourt et Marcy, le Fonds des Romains, l'Allée des fées, auxquels se rattachent de curieuses légendes.

Les baigneurs peuvent, dans le pays favorisé de Martigny, varier leurs promenades et leurs excursions, et leur donner chaque jour un nouveau but digne d'intérêt et de curiosité.

Des voitures confortables seront à leur disposition à des prix modérés.

RENSEIGNEMENTS DIVERS.

Logements. Les baigneurs trouveront à Martigny deux beaux hôtels avec chambres confortablement meublées, dont les prix varient de 2 à 6 fr. par jour. Tables d'hôte, parfaitement servies, ne dépassant pas, tout compris, 5 fr. par jour. Vaste et beau salon pour bals, concerts et jeux. Cabinet de lecture, où les journaux politiques, littéraires et illustrés seront gratuitement mis à la disposition des baigneurs. Galerie couverte pour promenade, quand le temps est mauvais.

Itinéraires. En venant de Paris : chemin de fer de Mulhouse jusqu'à La Ferté-Bourbonne.

En venant de Strasbourg, Metz ou Nancy : chemin de de fer jusqu'à Charmes.

En venant du Midi : chemin de fer jusqu'à La Ferté-Bourbonne.

— du Nord : chemin de fer jusqu'à Charmes ou La Ferté-Bourbonne, par l'embranchement de Blesme à Chaumont.

(Un chemin de fer en construction va relier Neufchâteau à la ligne de l'Est, station de Pagny-sur-Meuse.)

Quelle que soit la voie par laquelle on arrive, un service d'omnibus bien organisé conduit du chemin de fer aux bains de Martigny. — Télégraphe et poste à Lamarche.

Expédition des eaux. L'eau s'expédie par caisses de 25 bouteilles au prix de 15 fr., et de 50 bouteilles au prix de 30 fr. *Emballage gratuit.* — Le port seul est en plus.

Écrire à l'avance au directeur pour retenir les appartements.

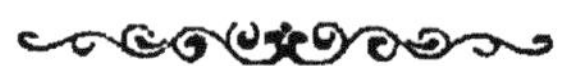

TABLE DES MATIÈRES.

CHAP. Ier. Topographie. — Historique 3
Établissement 6
CHAP. II. Sources. — Propriétées chimiques. — Analyses . 9
CHAP. III. Action pharmaco-dynamique. — Indications générales. 16
CHAP. IV. Indications spéciales. — Mode d'administration . . 29
CHAP. V. Environs 32

BIBLIOTHÈQUE IMPÉRIALE IMPR.

Strasbourg, typographie de G. Silbermann.

287

www.ingramcontent.com/pod-product-compliance
Ingram Content Group UK Ltd.
Pitfield, Milton Keynes, MK11 3LW, UK
UKHW021027200726
13857UKWH00004B/1642